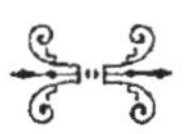

La Grippe

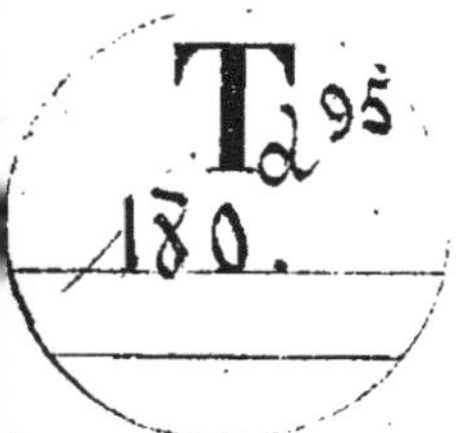

PARIS

HENRI JOUVE, Éditeur

15, Rue Racine, 15

1898

LA GRIPPE

LA GRIPPE

PAR

PANAGHI. N. DIVARIS

———＞≡◆≡＜———

PARIS

HENRI JOUVE, ÉDITEUR

15, RUE RACINE

—

1898

LA GRIPPE

(INFLUENZA)

———

CHAPITRE I

APERÇU HISTORIQUE ET CARACTÈRES GÉNÉRAUX
DE LA GRIPPE.

Sauvages, le premier en 1722, lui a appliqué le nom de grippe. Plus tard en 1779, les Italiens lui ont donné le nom d'influenza, qui a été remis à la mode par la récente épidémie de 1880-1890.

Lorsqu'on traite historiquement une question médicale, on a l'habitude de remonter jusqu'à Hippocrate, comme au réservoir pour ainsi dire de toutes les graines d'où cette science divine a refleuri. Suivant le même usage, nous dirons que la grippe était déjà connue de l'immortel ancêtre et précurseur de nos savants maîtres modernes

L'histoire de la grippe se confond avec celle des invasions épidémiques, qu'elle a faites en

Europe ; et ce n'est guère avant le douzième siècle qu'on peut en trouver des relations suffisam-
ment nettes (Hirch).

Dès le quinzième siècle, et en descendant la
suite des temps, on rencontre de nombreuses
monographies et recherches sur la grippe ; mais
soit dit en passant, malgré toutes ces recherches
et études bibliographiques de savants illustres
d'ailleurs comme : Pétréquin, Laudeau, Behier,
Hardy, Proust, Gutmann, etc..., la nature de la
maladie, par la variété des aspects sous lesquels
elle se présente, est demeurée douteuse, chacun
des savants qui s'en sont occupés tenant à sa propre opinion. La grippe serait-elle une espèce d'é-
pidémie, un caractère nouveau de fièvre d'inflammation du système respiratoire, un catarrhe épidémique ? Nous, fidèles echo de Hardy, nous
admettons comme phénomènes les congestions
bronchitales et pulmonaires ; mais nous pensons,
d'autre part, que l'inflammation des premières
voies respiratoires et des bronches est le symp-
tôme le plus constant et le meilleur de la grippe,
et, conséquemment, le seul propre à la caractéri-
sation complète de la véritable nature de la maladie.

Dans des notes sur l'épidémie de 1837 et particulièrement dans les statistiques établies par
Landeau, nous avons trouvé une opinion contraire à celle de Hardy, à savoir que la bronchite
est la base fondamentale de la grippe.

Des observations même ont été rapportées par Landeau à l'appui et à la confirmation de ce fait, ainsi que plusieurs circonstances dans lesquelles cette maladie avait parcouru ses périodes sans complications, et dans lesquelles la diagnostique n'avait pu être faite d'une façon évidente. que dans le cas où elle avait pris le caractère d'une épidémie et par les phénomènes généraux communs dans d'autres cas.

Quant à nous, suivant qu'il apparaîtra des observations que nous exposons plus loin, observations qui ne comprennent aucune des circonstances déjà citées, nous avouons n'avoir jamais rencontré des cas d'une grippe semblable, dans lesquels la nature de la maladie est à ce point dissimulée, ce qui rend l'identité de ces cas fort douteux. Nous dirons donc que ces faits incertains, seuls de nature à modifier le diagnostic de la grippe, et de lui faire rattacher des symptômes entièrement indépendants de cette maladie, ont été vus par des personnes ayant une opinion déjà préconçue sur la grippe. Du reste l'opinion de ces derniers apparaîtra erronée, si l'on veut remarquer tout d'abord que les symptômes de la bronchite sont ceux qui s'observent le plus souvent, que c'est surtout à l'époque où la bronchite fait son apparition et lorsque les changements de température viennent favoriser son développe ment, que se déclare précisément la grippe, et qu'enfin les symptômes les plus constants de cette maladie, comme la céphalalgie et la courbature ne sont autre chose que des accentués, des symptômes de la bronchite sporadique.

Il est vrai que des phénomènes inconstants précèdent ou suivent l'inflammation bronchitique. Mais ces phénomènes n'infirment en rien notre opinion, chacun sachant que le caractère épidémique de n'importe quelle maladie change considérablement la symptomatologie, le cours, la durée et l'issue, conséquemment aussi la fin de la maladie même.

Nous nous résumons donc en disant que se trompent grandement ceux qui prétendent que les inflammations symphoriques ou phlegmatiques, pour les raisons avancées plus haut, ne sont que des manifestations secondaires d'une cause générale ayant, comme une sorte de poison, affecté à l'économie entière, et se révélant par différents symptômes maladifs de nos organes.

Après cet avant-propos historique de la grippe, tracé *curiente calamo*, nous entrerons dans une étude plus générale de cette maladie, en commençant suivant le programme que nous nous sommes proposé, par son étiologie.

CHAPITRE II

Ce qui frappe dans l'étude de la grippe, c'est son caractère épidémique, sa propagation universelle, sa gravité. Mais quelle peut être la cause de l'apparition de la grippe sous un caractère épidémique ? Parmi les nombreuses causes qu'on eût put citer, nous placerons l'influence atmosphérique comme jouant, d'après la plupart des savants, un rôle considérable dans l'étiologie de la grippe. C'est ainsi que Graves écrit : « Il est très probable que la grippe dépend d'une influence générale, conséquence d'une perturbation des agents physiques qui règlent pour ainsi dire la surface extérieure de notre globe. »

Quoi qu'il en soit, il est difficile de déterminer les circonstances qui favorisent l'apparition épidémique de la grippe, cette maladie ayant été observée dans toutes les saisons, par toutes les températures et par toutes les directions du vent.

La dernière épidémie de grippe a éclaté en hiver, saison particulièrement favorable à cette maladie, et pendant que le vent soufflait du sud-est, lorsqu'au contraire l'épidémie nous venait de l'occident et se dirigeait vers l'orient. Durant cette épidémie, on s'est fort peu, sinon nullement, préoccupé de rechercher et de constater l'influence de l'atmosphère sur l'épidémie, contre l'exemple donné en 1858 par le professeur Genevois Graves. Ce savant découvrit à cette époque que la proportion de l'oxygène dans l'atmosphère avait considérablement baissé pendant que la maladie était au plus fort de son intensité et qu'au contraire cette proportion s'était accrue aussitôt que l'épidémie eût disparu totalement.

M. L. Masson a noté un accroissement sensible de la pression barométique à Paris pendant la durée de l'épidémie de 1889-90; la pression avait constamment dépassé 760 millimètres alors qu'habituellement la moyenne ne s'élève pas au-dessus de 756 millimètres (1). Les autres phénomènes cosmiques ont présenté les particularités suivantes: la température ne s'est pas abaissée au-dessous de 5 degrés. Les pluies ont été rares, mais l'état hygrométrique de l'air est constamment resté élevé. La coïncidence de ces trois facteurs: hausse baromé-

---

1. Voir *Manuel de Médecine* Debove-Achard, tome VIII, page 222.

trique, froid peu intense et peu humide, a été no-
tée pendant la dernière épidémie de grippe dans
la plupart des stations météorologiques d'Europe,
sauf en Russie où les chiffres des plus élevés de
décès coïncidaient avec des périodes pendant lesquelles le baromètre s'abaissait, tandis que la température s'élevait.

M. Masson a encore signalé que pendant toute
l'épidémie la lumière solaire a été presque constamment obscurcie par des nuages et que les
vents ont surtout soufflé du sud au sud-ouest, les
courants aériens suivant une direction inverse de
la marche de l'épidémie.

Dans l'état actuel de nos connaissances on ne
peut qu'enregistrer ces observations météorologiques sans tenter d'en tirer des conclusions.

Ces phénomènes laissèrent distraits les savants
qui vinrent après Graves et n'attirèrent pas leur
attention, absorbés qu'ils étaient dans la recherche
de l'établissement du caractère contagieux de la
maladie et dans la découverte du microbe pathogène spécial de la grippe.

Le caractère contagieux de la maladie, c'est-
à-dire sa propagation par un atome malade, a été
constaté par Haygarth à la fin du dix-huitième
siècle mais tous les savants ne partagent pas cette
théorie.

M. Ollivier, l'illustre professeur à la faculté de
médecine de Lyon, a fait le 28 janvier 1890 une
communication à l'Académie de médecine, dans

laquelle il relate plusieurs faits contribuant puissamment à corroborer l'opinion que la grippe est une maladie contagieuse. Il cite entre autres le cas d'une femme qui, atteinte de la grippe, avait expectoré une quantité effrayante de glaires et était tombée dans un état de faiblesse telle, qu'elle ne pouvait plus digérer les aliments qu'on lui donnait. Le médecin lui ordonna de sucer seulement la viande et de rejeter les fibres. La malade s'y conforma en crachant dans une assiette la viande ainsi mâchée, afin qu'elle servît au moins de nourriture à un chat qu'elle chérissait. Mais mal en prit à ce pauvre animal, car après avoir avalé cette viande, il en creva trois ou quatre jours après ayant d'abord présenté tous les symptômes de la grippe. Ce fait prouve, pour le chat tout au moins, le caractère contagieux de la grippe par les glaires. Pourrait-on en dire autant pour l'homme ?

La suite va nous l'apprendre.

Antony a communiqué au Cercle médical de l'hôpital, plusieurs cas de contagion observés dans les salles du Val-de-Grâce. Les premiers cas internes se révélèrent chez d'anciens malades de la salle toujours après l'apparition de la grippe avec caractère épidémique. Les malades de la grippe qui venaient d'entrer récemment à l'hôpital furent placés exprès, à l'exception de huit d'entre eux, près d'autres malades : tous ceux qui avaient eu pour voisin un grippé furent atteints de la maladie, et seuls en furent indemmes les huit qui avaient été placés loin de toute contamination de la grippe. Pareillement, dans nombre de familles dont tous les membres sont, à tour de rôle, atteints de la grippe, la maladie paraît avoir été communiquée par un étranger ayant emporté de quelque foyer faubourien le microbe malfaisant. Nous ne croyons pas inutile à ce propos de rapporter l'exemple qui nous a été narré par le professeur Lancereaux, lorsque nous avions l'honneur de suivre sa clinique à l'Hôtel-Dieu. L'exemple de notre savant maître démontre d'une manière frappante la nature miasmatique de la maladie. Dans une famille composée de six enfants, un de ceux-ci avait eu l'angine, sans enflure du pharynx, avec des accidents prolongés de fièvre. Deux jours après la maladie de l'enfant, le domestique fut atteint également d'une angine, sans enflure du pharynx également, mais qui se présentait avec une gravité supérieure à celle de la maladie de l'enfant. Dans la même journée, un autre parmi les enfants se plaignait d'une violente migraine faciale qui s'aiguisait au moindre mouvement du souffrant. Trois jours après, une petite fille, atteinte de la fièvre, de céphalalgie accompagnée de violentes douleurs dans la région faciale, mais ne s'accroissant pas aux mouvements de l'enfant et provenant conséquemment d'une congestion.

Le lendemain, deux autres enfants furent

atteints de bronchite, avec des manifestations de
fièvre assez fortes.

Ces cas prouvent, croyons-nous, d'une façon
excellente, des souffrances n'ayant qu'une seule et
même cause initiale. Il est facile de comprendre
que le miasme sera communiqué d'autant plus
facilement que les conditions climatériques seront
plus aptes à produire cette maladie.

Dans certains cas, la contagion de la grippe se
propage par le moyen d'objets inanimés, comme
cela paraît constaté par l'épidémie observée par
M. Douguy dans le vaisseau-école « La Breta-
gne », et qui avait été occasionnée par l'envoi à
un officier du vaisseau de deux colis-postaux ren-
fermés dans une boîte en bois et qui lui étaient
expédiés par une maison de commerce de Paris.

Trois jours après la réception des colis, l'officier tomba malade de grippe et quatre jours
après 240 des 867 élèves matelots formant l'é-
quipage sont atteints de la même maladie, pendant que deux autres navires, servant également
de vaisseaux-écoles, et en rade du même port,
restèrent incontaminés.

Ainsi donc les objets d'échange, les lettres,
les colis-postaux, peuvent être sûrement considérés comme de bons conducteurs de la grippe,
tout le monde sachant qu'à Paris comme à Londres, la maladie avait tout d'abord atteint les
employés de la direction centrale des postes,
c'est-à-dire des hommes se trouvant en contact

constant et immédiat avec les provenances exotiques, par la nature même de leurs occupations (1). La même observation a été faite également par M. le Dr Ribait, médecin de la compagnie des chemins de fer de l'Est, et d'après laquelle les premiers contaminés furent les employés de la gare Saint-Lazare.

Pendant la première épidémie, la grippe fut introduite à Brest par un colis venant de Paris.

M. Duflock apporte à son tour des cas prouvant très clairement la provocation d'une épidémie restreinte par une circonstance isolée. Dans un asile contenant 80 femmes âgées de 18 à 25 ans, seule la directrice, obligée qu'elle était de recevoir les personnes qui venaient pour visiter soit les malades, soit l'établissement, fut attaquée de l'influenza. Deux jours après M. Duflock observait que deux autres femmes venaient de tomber malades, et dans l'espace de 15 jours 20 des 80 femmes de l'asile étaient atteintes de grippe avec le caractère d'une légère neuropathie.

Le distingué professeur à l'école de médecine Paris, M. Bouchard, ne voulant pas se prononcer sur le caractère contagieux ou non de la grippe admet que ce qu'il y a de contagieux dans cette maladie c'est son retour par la rechute et particulièrement les pneumonies, ce qui explique

1. Voir *Semaine Médicale* de 1890, page 5.
2. *Gazette Médicale de Paris*, 1890, 15 février.

comment, dans la fin des épidémies, lorsque par conséquent la grippe disparaît, les pneumonies persistent et se communiquent à l'improviste sans avoir été provoquées par les manifestations habituelles de la grippe.

Quoi qu'il en soit, le caractère contagieux de cette maladie n'arrive nullement à expliquer la cause de tous les cas.

Comment donc expliquer la cause de tous les cas, et particulièrement celui d'un gardien du phare qui, en dehors de toute communication avec une autre personne, fut cependant atteint de la grippe? D'autre part cependant des exemples nombreux de la contagiosité de la grippe nous sont fournis, comme par exemple par les villes où la maladie s'étant déclarée les prisons, les cloîtres et les établissements similaires seuls furent épargnés pendant toute la durée de l'épidémie, et alors seulement y apparurent quelques cas lorsque les personnes qui y étaient renfermées entrèrent en communication plus ou moins prolongée avec les personnes du dehors (1).

Malgré tous ces cas isolés aujourd'hui on ne doit plus douter de la contagion de la maladie. La littérature médicale nous fournit un nombre considérable de faits démontrant la contagion de la maladie. M. Burlereau relate deux cas très intéressants relativement à la contagion de la grippe.

1. *Revue Médicale hebdomadaire,* 25 janvier 1890.

Il avait sous sa direction deux salles de malades au Val-de-Grâce. Dans l'une de ces salles étaient soignés les malades atteints de maladies miasmatiques, comme la scarlatine, la diphtérite, la rougeole, etc... et étaient tenus en dehors de tout contact avec le reste des malades ou le personnel de l'hôpital. Pendant que tout le Val-de-Grâce était ravagé par la grippe, aucun des malades de la salle des miasmatiques n'avait été atteint. Dans la seconde salle du professeur Burlereau étaient soignés les internes et les élèves, en dehors également de toute communication avec les autres malades de l'hôpital, et restés ainsi pendant un certain temps indemnes de la grippe qui avait visité toutes les salles, lorsque le 31 décembre vient à entrer dans leur salle un nouveau disciple, atteint d'une très grave influenza avec des rechutes de broncho-pneumonie. Il communiqua aussitôt la maladie à ses camarades.

La contagion est possible par l'eau, M. Teissier (de Lyon) a remarqué que le micro-organisme qu'il a isolé du sang et des urines des malades atteints de la grippe, vit bien dans l'eau. Nous même nous avons fait des expériences et nous avons remarqué que l'eau contient beaucoup plus de micro-organisme au début de la maladie, qu'à son déclin.

Le contage garde sa virulence pendant très longtemps, il a pu résister pendant le passage de l'Australie en Europe qui dure une quarantaine de jours. Elle peut être transmise par l'intermédiaire des personnes saines ayant été au contact avec des grippés, et gardant le contage à la surface de leurs vêtements sans s'infecter eux-mêmes (H. Bourges).

Telles sont jusqu'à présent les opinions sur le caractère contagieux de la grippe. Voyons maintenant quel est le microbe générateur de la maladie et quelles sont les recherches auxquelles il a donné lieu. En 1884, M. Otto-Seifert, après des persévérants travaux, découvrit dans la bléno-membrane des cavités nasales des microbes présentant la forme de mailles ovoïdes d'1, 5 μ à 2 μ de longueur sur 1 de largeur qui disparaissent au fur et à mesure que l'écoulement devenait morveux, et qu'on ne constate ni dans la situation physiologique ni en état pathologique.

Mais on n'est pas parvenu à obtenir des résultats clairs de l'examen et de la culture de ce micro-organisme, et les essais qu'on a fait pour constater sa présence dans les animaux sont demeurés vains. Il en a été de même pour un autre microbe spécial décrit par M. Jolles et offrant une grande ressemblance avec celui de Friendlander, dont il ne différait que dans sa culture dans la gélatine. D'autre part, M. Ribbert, de Berlin, ayant fait l'autopsie de huit grippés, dont six pneumoniques, a trouvé un streptocoque de l'espèce des piogènes. De même, M. Laveran a observé dans les expectorations des malades de grippes pulmonaires, la présence de plusieurs streptocoques, qui, d'après lui, jouaient un rôle très important dans la cause et le développement de la grippe, suivant certaines conditions atmosphériques. Les recherches de M. Vaillard ont contribué à l'isolement, par ce savant, d'un streptocoque ressemblant à celui de l'érysipèle et se trouvant non seulement dans les glaires de la grippe mais encore, suivant l'autopsie opérée sur les cadavres d'individus morts de cette maladie, dans le sang, dans le poumon et dans d'autres humeurs répandues. Ce streptocoque serait-il par hasard le microbe spécial de la grippe, comme on serait amené à le penser ? Les recherches de MM. Netter, Chantemesse et Vidal nous persuadent du contraire. Netter a observé deux cas de pneumonie infectieuse, l'une avec streptocoque pathogène et pneumocoque de Talamon, l'autre avec microbe de Friendlander, un cas de pneumonie avec pneumocoque et streptocoque, trois cas d'otites, l'un avec streptocoque, les deux autres avec pneumocoques.

Il résulte de tous ces faits que ni le streptocoque ni le pneumocoque ne constituent le microbe spécial pathogène de la grippe, d'autant moins que ces microbes ont été trouvés plus d'une fois dans la bouche d'hommes sains, bien que capables dans le cas d'influenza de revêtir un caractère pernicieux et de faire naître des maladies secondaires il est vrai, mais très dangereuses, par le terrain éminemment propice que ces microbes trouvent dans la grippe pour s'entretenir et se développer, ce qui a porté plusieurs savants à les considérer comme les seuls et inséparables éléments générateurs de la grippe. M. le professeur Bouchard a communiqué à l'institut de l'Académie de médecine de Paris, qu'il a observé plusieurs microbes, entre autres le staphylocoque dorépiogène, le pneumocoque et streptocoque piogènes : « Ce n'est pas un, mais plusieurs microbes que j'ai constatés dans la grippe, conclut le savant bactériologue de Paris ; mais dans chacun d'eux des propriétés spéciales s'opposent les unes aux autres, c'est-à-dire que les trois microbes que j'ai découvert sont des habitants naturels de nos cavités, qui, sous l'influence des causes de la grippe ou sous l'influence de cette maladie elle-même, acquièrent des forces suffisantes pour franchir les obstacles qui les empêchent de s'introduire soit dans le sang, soit dans nos autres tissus. On a aussi décrit un hématozoaire (Klebs) et des diplocoques (Fischel).

Enfin, vers 1889, à l'époque où l'influenza s'était de nouveau propagée épidémiquement en Europe, plusieurs parmi les bactériologues s'adonnèrent savamment à la découverte de la petite bactérie qui occasionne certainement cette maladie.

Les résultats de leurs travaux semblent très heureux. Car la petite bactérie de l'influenza paraît avoir été découverte aujourd'hui, et cette découverte a eu lieu à Berlin, et est due au Japonnais Kitasato et à deux médecins allemands, Pfeiffer et Canon (1).

Nous ne croyons pas inutile d'exposer la méthode qu'on a suivie pour arriver à la découverte du microbe de l'influenza. Ce célèbre bactériologue a commencé par l'examen microscopique des expectorations de malades de la grippe. Il a trouvé dans ces expectorations une très grande quantité de minuscules bactéries encore inconnues à lui. Ces très simples bactéries formaient moitié chaîne, moitié elles étaient déliées. Se colorant par les couleurs basique d'aniline et par le liquide de Ziehl étendu, se décolorant par le Gram.

Pendant toute la durée de la maladie, une grande quantité de petites bactéries (2) d'une longueur d' 1/20 de diamètre se trouvaient dans les expectorations, et disparaissaient dès que la guérison avait lieu. A la même époque, un autre bactériologue, Canon, a observé la même chose, à savoir qu'on trouve ces mêmes petites bactéries dans le sang des atteints de la grippe, et en supposa que ce sont ces petites bactéries qui provoquent la maladie. Nous l'avons trouvé dans l'urine et MM. Kalter et Setzerich l'ont trouvé aussi

1. Pleïffer. *Deutsch méd*. 1892, n. 2 et 28.
2. Voir notre article dans le *Galines* d'Athènes, 1892.

dans le suc cérébral. Mais comme de simples hypothèses ne satisfont pas les recherches scientifiques, ils ont voulu s'en assurer. Mais comment faire pour ça? La difficulté consiste en ce qu'il s'agit de séparer une espèce déterminée de petites bactéries des autres, afin de pouvoir examiner l'influence de cette seule espèce de petite bactérie. C'est alors seulement que l'on peut prétendre que cette influence est due exclusivement à cette petite bactérie. Nous nous expliquons.

On trouve dans les expectorations, et d'une façon normale, diverses espèces de petites bactéries. Il s'agit donc de conserver de leur ensemble une parmi les petites baguettes douteuses et, après l'avoir multipliée à un nombre suffisant, d'en tirer des essais. Cette pêche, qui, suivant Kitasato et ses adeptes appartient à la catégorie des entreprises délicates, a réussi entièrement. De cette façon de créer ces petites baguettes, il en a vite résulté une riche collection sans aucun mélange. Et déjà on s'est mis à l'essai décisif. S'il est vrai que ces petites baguettes produisent l'influenza, alors un organisme sain doit être exposé à l'atteinte de cette maladie dès l'introduction d'une quantité suffisante de petites baguettes dans l'organisme.

Avec de l'humeur renfermant de ces petites baguettes on a opéré des injections dans le sang de singes et de lapins. Et, ô quel miracle! les singes et les lapins tombèrent malades avec des

symptômes évidents de la grippe, à savoir éléva-
vation de la température, faiblesse excessive,
propension au sommeil, etc... Dans les crachats
comme dans le sang des animaux, on trouve les
petites baguettes douteuses, et dont le nombre
diminuait suivant l'amélioration progressive des
animaux qui avaient servi aux expérimentations.
En conséquence, la grippe est une maladie miasmatique, infectueuse et épidémique, sous l'action
de modifications atmosphériques, développés et
dûs au microbe découvert par Kitasato.

CHAPITRE III

La grippe est une maladie fiévreuse caractérisée par un catarrhe des voies respiratoires et par
un rhume du canal digestif présentant des symptômes généraux et des perturbations nerveuses
n'ayant aucun rapport avec la gravité réelle de
la maladie. Quelle que soit la rapidité avec laquelle la grippe se manifeste, ces symptômes
avant-coureurs se révèlent toujours chez le malade, tantôt des phénomènes nerveux et douloureux accompagnés de plaintes de la part du malade qu'il souffre de maux de têtes violents, et
généraux, tantôt chez certains autres, de douleurs
dans la région lombaires, ou encore dans tout le
système musculaire. Lorsqu'une poussée de force
de dix minutes, parfois plus longue annonce le
début de la maladie, la chaleur se répand par
tout le corps, le teint devient rouge et, enfin, la
céphalalgie augmente.

Dans certains cas, les premières manifestations

se révèlent sous forme de catarrhe et parfois par une faiblesse générale et un état comateux, n'ayant aucun rapport avec la gravité des symptômes. Suivant l'illustre Jacoud, le premier des phénomènes de la grippe est la rapidité avec laquelle les malades sont atteints de l'épidémie, ce qui a fait appeler cette maladie par plusieurs savants allemands *catarrhe foudroyant*, frappant pour ainsi dire instantanément les sujets en pleine possession de leur santé.

Il y a une courte et préliminaire période, absente parfois, et qui est caractérisée par l'apparition de frissons accompagnés de douleurs articulaires ou périarthritiques, de violente céphalalgie et de rachialgie. Le malade est souvent saisi de la crainte de quelque maladie grave. Cette phase préliminaire dure tantôt douze ou quatorze heures, tantôt elle se prolonge pendant deux jours, après lesquels la grippe se déclare très bien. A cette période on peut rattacher les catarrhes des différentes bléno-membranes, et tout d'abord le coryza avec l'habituel rhume de cerveau accompagné de sa douleur, ensuite les rougeurs de la membrane suboculaire, la pharyngite et la laryngite avec enrouement de la voix, on a même signalé des ulcérations des cordes vocales, et parfois même avec aphonie et toux idiotrope.

L'expectoration est sèche, gluante et parfois sanglante, d'après Petter, les crachats prennent même l'aspect nummulaire.

Dans deux cas nous avons, M. Jeanno poulos et moi, constaté une odeur gangréneuse des crachats.

La respiration haletante et irrégulière avec disparition des signes physiques et ronflements sifflants au début. Plus tard, ces derniers réapparaissent gluants. Du côté du canal digestif on observe de l'inappétence, accompagnée d'une soif extra ordinaire ; l'haleine est fétide, la langue blanche vers le milieu, rouge aux extrémités et recouverte de petites mamelles ; les régions des hypocondres sont renflées, sans enflure toutefois des autres parties du ventre, mais avec endolorissement et borborisme dans la région de la cavité iliaque droite, comme dans la fièvre typhoïde, ce qui apporte de la confusion dans le diagnostic.

Au début de la maladie, la constipation est normale, puis vient la diarrhée, suivie bientôt de colique ; dans la grippe, la quantité d'urine rendue en vingt-quatre heures, tombe au-dessous du chiffre normal. Les urines sont généralement d'une couleur jaune pâle, troubles et fortement uratiques. On a signalé la présence à peu près constante d'urobiline et de peptone, de l'hyperacidité.

Il n'est pas rare de constater un léger degré d'albuminerie essentiellement transitoire. Lorsqu'elle est abondante ou qu'elle persiste, c'est que la maladie se complique de néphrite (1).

1. *Man. de Médecine*, Debove-Achard. Tome VIII, p. 255.

En dehors de ces cas, nous remarquons encore des hoquets, des bourdonnements d'oreilles et une grande débilité. On a signalé fréquemment des memorrhagies ou métrorrhagies.

Mais ce que nous ne devons pas laisser passer inaperçu dans la symptomatologie de la grippe, c'est son très caractéristique mouvement fiévreux, la température qui varie entre 38° et 40° et le pouls qui est continu, toujours irrégulier et espacé. Le tableau clinique publié par M. Potain dans l'*Union Médicale* du 21 décembre 1889, est malheureusement incomplet au point de vue des symptômes manifestés soit du côté du système nerveux, soit du côté du canal digestif, soit enfin du côté des organes respiratoires. Nous examinerons quels sont surtout les caractères que présente la grippe suivant qu'elle se déplace d'un système organique à l'autre.

Forme nerveuse de la grippe.

Chez certains malades, les symptômes nerveux se manifestent seulement du côté du système nerveux, sans fièvre ni rhume, mais outre la violente céphalalgie, le malade trahissait de la confusion dans les idées, des réflexions tristes, de l'incapacité de travail, de la pesanteur et une grande décroissance des forces, suivant le professeur Petter. Ces symptômes ordinairement passagers peuvent parfois durer assez longtemps. Katicheff a communiqué au Congrès médical de Paris des observations très intéressantes sur les névralgies, qui, suivant ce savant, s'étendraient dans plusieurs parties, les unes avec peu d'étendue, les autres comme la région chiatiaque, comprenant toute la région sacrée et coxigienne, à l'exception du grand nerf sciatique.

OBSERVATION

Une femme entièrement guérie de la grippe, venait d'être atteinte de perturbations mentales semblables à la folie aiguë. La surveillance de la malade était si difficile et dérangeait à tel point les voisins, que le propriétaire de la maison se vit obligé de la renvoyer. Tous ces phénomènes disparurent après huit jours avec un accident intermédiaire d'hémorrhagie de la matrice qui fut considéré comme ayant provoqué la guérison.

OBSERVATION

Une épileptique atteinte de grippe à la suite d'une double bronchopneumonie, fut guérie entièrement de cette grave rechute, mais fut aussitôt atteinte d'une folie bizarre dès qu'elle fut guérie après quinze jours.

M. Bilhaut dans la *Société thérapeutique* du 22 février 1890, publie certains cas de grippe avec des lésions de l'encéphale et de la moelle épinière survenus au commencement, vers le milieu et vers la fin de la maladie. Les premières se révélèrent par une hémiplégie, des troubles mentaux et des faiblesses, par des troubles passagers ou permanents, comme la paraplégie et d'autres maux secondaires.

Les névropathes payèrent un lourd tribut surtout pendant l'épidémie de 1890.

Plusieurs d'entre eux éprouvèrent différentes névralgies, très intenses, caractérisées par de véritables syncopes. Nous avons eu l'occasion d'observer dans le service de M. le professeur Petter un aspect syncopique de la grippe que nous avons publié en cette époque et que nous reproduisons ci-dessus.

OBSERVATION

Un malade avait eu un commencement de syncope, le cœur lui-même s'arrêtait pendant quelques instants; ses extrémités se refroidirent, sa pâleur devint claire à l'extrême, il présentait enfin tous les symptômes de la mort. Grâce à différents stimulants, le pouls se remit à battre, donnant de 15 à 30 pulsations, jusqu'à ce qu'enfin les battements redevinrent réguliers.

Son rétablissement paraissait complet, mais plus tard, trois nouvelles syncopes étant survenues, le professeur crut un instant à une maladie de la moëlle épinière. Rien de pareil n'arriva cependant, qu'une simple grippe à un individu dont les facultés mentales avaient été affaiblies. Pour expliquer ce phénomène, nous croyons que dans la maladie de la grippe, le nerf pneumogastrique, entouré d'une hyperhémie de la bulbe ou d'une hyperhémie de la blénomembrane déspiratoire, a son contrecoup sur le cœur et réprime ses contractions.

Gaucher et Sevestre ont relaté 3 cas de pseudo-méningite.

L'apoplexie a été signalée par Barthelemy.

Forme du système respiratoire.

Le second aspect de la grippe et le plus commun, c'est l'aspect respiratoire, celui à savoir accompagné de perturbations manifestées plus ou moins du côté du système respiratoire, depuis le simple rhume de cerveau, jusqu'à la pneumonie la plus grave. Dans les cas bénins, les malades ne présentent d'autre phénomène que le rhume des cavités nasales, du larynx et de la trachée, en un mot des parties supérieures du système respiratoire ; le coryza est presque constamment accompagné

d'éternuements et d'égouttements et parfois d'une
telle violence, qu'il ne tarde pas à provoquer une
très abondante secrétion de mucosité claire au
commencement, puis verdàtre et grasse, parfois
même purulente, comme cela est constaté par
l'exemple suivante :

OBSERVATION

A l'époque où nous avions l'honneur de suivre
la clinique de *la Pitié*, un individu àgé de 40 ans,
souffrant depuis longtemps d'une entérite pseudo-
membraneuse et ne se rappelant n'avoir jamais
eu le coryza, fut atteint de grippe, sous forme de
gastroentérite. Les matières fécales sont très
abondantes, parfois sanglantes, les pseudomem-
branes dans une grande souffrance, la toux brève
et le coryza au début.

Après quelques jours, tous ces phénomènes
disparaissent à l'exception du coryza, persistant
encore avec des caractères purulents et une telle
intensité que le malade était obligé d'être fric-
tionné dans une serviette et de se coucher toujours sur la face, par suite de la secrétion mu-
coso-purulente qui descendait le long du pharynx
et provoquait des paroxysmes. Enfin après avoir
lavé pendant plusieurs jours les cavités nasales
avec de l'eau boriquée, ce coryza céda devant la
cure médicale.

L'inflammation de la blénomembrane du larynx se déclare par une toux sèche et une voix gutturale, par la présence d'une véritable laryngite aiguë, par la rougeur et l'enflure de la blénomembrane des cordes nasales comme aussi de la la blénomembrane arythénoïdienne au fur et à mesure que l'inflammation s'étend à la trachée et aux grosses bronches, la toux augmente, suivie bientôt après de difficulté de respirer au caractère variablement intense. Dans l'auscultation la respiration est rude et forte, avec parfois des ronflements sifflants ou durs et répandus par toute la partie de la poitrine. Dans certains cas notés par M. Duflock, les phénomènes laryngiques sont tels qu'ils cachent un œdème de l'épiglotte, dans lequel cas, outre l'aphonie et la difficulté de respiration, l'aspiration elle-même est douloureuse. Quelque temps après, tous ces phénomènes disparaissaient subitement après un laps de deux ou trois jours.

La bronchite survient parfois pendant le cours de la grippe, avec une rapidité d'éclair et principalement chez les emphysématosiques, les cardiaques et les albuminuriques, chez qui la bronchite se change souvent en broncho-pneumonie suivant M. Barth.

La bronchite est tantôt d'une petite intensité révélée dans l'auscultation par des ronflements sifflants dans la région de la poitrine, tantôt elle se généralise et dure un certain temps, suivie de difficulté de respirer assez grande, et avec des étanchements purulents ressemblant à ceux des cavernes pulmonaires. La bronchite atteint parfois les bronches de grand diamètre, finit par attaquer peu à peu jusqu'aux plus délicates ramifications et nous avons alors la bronchite appelée : bronchite capillaire.

La pneumonie est très souvent constatée pendant le cours de la grippe, mais provenant de ce que le poumon sous l'influence de la grippe, devient un terrain très propre pour l'entretien et le développement du pneumocoque, de ce microbe spécial pathogène de la grippe.

M. le professeur Jaccoud insiste beaucoup sur ce point ayant même réuni 38 observations de pneumonie, dans la période d'une petite épidémie de grippe à Paris en 1885. Il admet que les pneumonies propagées en temps d'épidémie de grippe se divisent en deux catégories, les unes c'est-à-dire apparaissent sous l'influence de la grippe et sont pour ce motif appelées *pneumonies grippales*; les autres, et celles-ci plus graves surviennent chez des individus qui n'ont pas été atteints par la maladie en question.

Ces idées de M. Jaccoud au sujet des rapports existants entre la grippe et la pneumonie, sont loin d'être admissibles par d'autres savants illustres qui ont traité de la grippe, comme par exemple M. Fühekler, qui a remarqué pendant la récente épidémie 45 cas de pneumonies qu'il a appelées *bâtardes* comme ayant leur cause dans le streptocoque.

Quoi qu'il en soit, la symptomatologie des pneumonies grippiques diffère sensiblement de la pneumonie libre, leur principe est rare, tantôt manquant entièrement, tantôt remarqué avec d'abondantes sueurs.

La toux a parfois une intensité si petite que la lésion des poumons n'est évidente que par le choc du malade, par l'augmentation de la difficulté de respirer, le retour de la fièvre et des expectorations gluantes, parfois d'une très grande abondance. A part ça, avec la pneumonie partielle, il peut observer la pneumonie de l'autre moitié opposée. L'aspect de cette pneumonie est remarquable par son caractère infectieux, la faiblesse prématurée qu'elle amène par l'abondante albuminurie et les complications en dehors du poumon. Les arhtrites sont beaucoup moins fréquentes dans la grippe; quand on les constate au membre inférieur elles sont accompagnées d'une gangrène analogue à la gangrène *seule*.

Nous avons vu une gangrène consécutive à une oblitération due à une embolie, une oblitération de cette nature nous l'avons remarquée au niveau de l'artère pédieuse. Son cours est anormal, et la maladie si elle ne devient pas mortelle dans les cinq premiers jours est accompagnée d'une certaine inappétence passagère, après laquelle suit immédiatement une nouvelle augmentation de la fièvre.

Parfois la pneumonie est accompagnée d'une phlébite ou enfin d'arthrite infectieuse.

Les arthrites sont beaucoup moins fréquentes dans la grippe, quand on les constate au membre inférieur, elles sont accompagnées d'une gangrène analogue à la gangrène *sénile*.

Mais suivant Barth, tous ces phénomènes ne suffisent pas; ce savant ayant étudié sur un terrain favorable, trouve plus de contagiosité de cette façon, et de cette façon après une épidémie de grippe on voit l'épidémie de pneumonie succédant souvent à la grippe.

Nous avons signalé une pleurésie purulente : son développement s'explique très bien du moment que Letzerich et nous, nous avons trouvé la présence du bacille pléïférien dans la plèvre.

Forme typhoïde.

Suivant l'exemple de ceux qui ont traité de la grippe, nous avons divisé les nombreux aspects cliniques que la grippe présente en trois catégories principales distinguant la forme thoracique, la forme gastrique et la forme nerveuse. Nous avons dit également que la forme gastro-intestinale a pour caractère principal les perturbations du côté du canal digestif. Mais on peut observer des cas de grippe, dont les symptômes ne diffèrent nullement de ceux de la fièvre typhoïde, et dans lesquels cas la grippe, comme les phénomènes de la fièvre typhoïde est suivie de phénomènes gastriques et ataxo-adynamiques et nous avons alors l'aspect dit *typhoïde*, dont nous exposons une observation plus bas.

OBSERVATION

Une jeune fille de 14 ans était entrée à l'Hôtel-Dieu dans notre clinique, le 12 juillet, souffrante depuis six jours. Pendant quatre jours elle se trouvait dans un malaise général, à cause duquel elle se vit obligée de cesser tout travail, puis le 6 juillet elle ressentit depuis le matin une violente céphalalgie, des douleurs le long de la colonne vertébrale, dans la région du cou et les hanches, ainsi que le système musculaire de deux membres, douleurs qui ont été accompagnées de vomissements bileux.

Ces symptômes ont été suivis d'intenses frissons qui se sont répétés plusieurs fois dans la journée, et d'une fièvre qui, suivant les dires du la malade, avait enflammé tout son corps.

L'état de la malade ne s'améliorant pas, on dut la transporter à la clinique du docteur Lancereau, où j'étais de service. De l'examen médical qui a eu lieu le jour même de l'arrivée de la malade, il nous a été donné de constater, outre les phénomènes générauxde la maladie que nous avions décrits plus haut, certains signes typiques d'une importance souveraine. L'abdomen était plus tendu, ballonné et insensible à la pression. Des gargouillements incessants dans la région iliaque droite et des gargouillements semblables dans la région du cœur. La rate n'était pas sensible mais peu hypertrophiée. Le foie comme à l'état normal. On observe sur le ventre et sur la poitrine quatre ou cinq taches rougeâtres, qui présentaient l'aspect des taches lenticulaires rosées de la fièvre typhoïde.

Les battements du cœur sont rapides et violents. Mais le pouls ne présente pas de dicrotisme. On observe sur les poumons quelques ronflements ici et là, et signe d'une légère bronchite qui se déclare quelques jours après, par une toux sans expectorations. Les urines contiennent de l'albumine. La langue est rouge sur les bords et blanche sur le reste de son étendue mais sèche ainsi que les lèvres.

Mais le point sur lequel nous devons nous arrêter davantage, c'est la persistance des douleurs musculaires, notamment celles des cuisses et des jambes, sur lesquelles règne à la fois la sensibilité excessive de la peau. La pression sur l'abdomen ne cause aucune douleur ; tout le con-

traîre, le moindre attouchement sur toute cette
région occasionne des douleurs qui deviennent un
véritable supplice. La température s'élevait le jour
de la rentrée de la malade à l'hôpital à 39°,8; le
lendemain soir à 40°.

En présence de tels symptômes, le médecin peut
guère définir le diagnostic, si non l'attribuer à la
mésentérite. Et, en effet, lorsqu'on considère
l'état aigu de la maladie et la rigueur de ses débuts, à savoir : fièvre intense, troubles gastriques,
bronchite, hypertrophie de la rate, taches rosées,
tout en un mot, la symptomatologie de l'enchevê-
trement de cette maladie. Par conséquent, on
observe de si nombreuses irrégularités dans le
mode d'existence de ces symptômes qui, à tout
moment, provoquent dans le diagnostic des dou-
tes, et on est tenu, par cela même, avant de procéder à la combattre, d'étudier la question dans
toute sa gravité, afin d'établir un diagnostic
exact.

En premier lieu, la maladie a débutée brusquement, plus brusquement que les débuts d'une
fièvre typhoïde, avec des périodes prodromiques
en réalité très rapides, soit quatre jours. Outre
cela, la malade était depuis déjà huit jours en
constipation, fait rare dans l'existence d'une fièvre
typhoïde, absence des bruits dans la région du
cœcum, mais observés dans celle du cœur, d'ailleurs, très peu nombreux.

Nous avons constaté, durant la dernière épidémie de la grippe, que le déplacement de ces bruits est très fréquent dans la grippe même.

Nous avons, à ce sujet, publié deux observations dans le journal « *Le Néologos* » (1) de Constantinople.

Cette forme clinique de la grippe n'a été observée que rarement, dans quelques cas qui, d'ailleurs, sont restés isolés et surtout dans le début des grandes épidémies. Elle l'a cependant été maintes fois signalée par le Dr Pétrequin, lors de l'épidémie de 1837, c'est-à-dire avant les observations qui ont été faites durant l'épidémie de 1891-1892, ayant des formes gastriques ou plutôt le type typhique.

La ressemblance, outre les symptômes qui ont été alors observés avec ceux de l'inflammation intestinale, a été si frappante qu'un professeur de la Faculté de Lille que j'ai connu, a toujours fait, à l'époque de l'invasion de la grippe dans cette dernière ville, le diagnostic comme base de fièvre typhoïdique.

La convalescence est longue, la lassitude et les cachexies persistent généralement longtemps.

La faiblesse que l'on observe dans presque toutes les épidémies de la grippe est de forme typhoïdique, sans doute à cause du caractère miasmatique de cette variété de maladies.

1. Voir « *Néologos* » de Constantinople du 12 mai 1892.

En résumé, la grippe quand elle prend la forme typhoïdique, elle emprunte de l'inflammation intestinale la plupart de ses symptômes et en quelque sorte elle paraît ainsi se déguiser. Dans ce déguisement, la forte période de faiblesse musculaire est plus rapide, quant à la céphalalgie, les douleurs musculaires et l'excessive sensibilité, sont plus languissantes. Dans la fièvre typhoïde, les gargouillements des intestins se déplacent moins souvent ; ou la constipation est fréquente, ou la diarrhée est fétide, enfin la courbure de la température, peuvent parfaitement nous conduire sur les traces du diagnostic de la véritable grippe de celle de la fièvre typhoïde.

L'œil est plus souvent épargné. Cependant la grippe peut s'accompagner d'abcès orbitaires, d'orgelets, des conjonctivites simples ou purulentes des kératites.

On a également signalé des paralysies oculaires grippales. Enfin, les troubles visuels les plus violents peuvent s'observer dans la grippe, l'amblyopie, dyschromatopie, xantropsie.

Avant de terminer ce chapitre, qu'il nous soit permis de dire que nous avons observé un cas d'atrophie musculaire du membre supérieur, unique, croyons-nous, dans la littérature de la grippe.

CHAPITRE IV

Le diagnostic de la maladie dont il est question n'est pas aussi facile à faire comme il le paraît à première vue. Il n'est cependant pas moins vrai que dans la plupart des cas épidémiques la maladie ne trompe jamais l'attention du médecin, surtout lorsqu'elle se présente avec toute sa symptomatologie classique. Malheureusement, il arrive que dans beaucoup de cas les phénomènes déroutent l'observation, comme cela est pendant son épanouissement, quand le public se figure que l'épidémie est combattue et quand les médecins ne portent plus contre elle l'attention nécessaire de la gravité. Ce ne sont pas seulement ces raisons-ci, mais même quand la maladie a atteint, par son travail d'incubation, le maximum d'intensité, on se heurte devant certains cas où le diagnostic rencontre des difficultés insurmontables et en produit l'égarement. D'un côté, maints symptômes fort accusés (du tube digestif et de l'appareil nerveux), qui pourraient donner à la grippe toute sa forme clinique, sont considérés, à première vue, comme dépendants d'une autre maladie de beaucoup plus sérieuse que la grippe même. Ce sont les manifestations habituelles de l'appareil digestif et nerveux qui déplacent le diagnostic. De l'autre côté, le médecin se trouve en présence d'une maladie parfaitement définie d'après la nosographie de ce groupe, et cependant, il se laisse entraîner jusqu'à accepter les rares manifestations qui la diffèrent des autres et ainsi, il établit un diagnostic complètement différent de la maladie réelle.

Nous n'hésitons pas à dire, d'une manière générale, que les manifestations de la grippe sont tellement variées qu'elles forment pour ainsi dire la gamme chromatique des couleurs.

Le brusque début de la grippe avec son affaiblissement musculaire et l'élévation de la température, ont donné lieu à considérer la grippe comme étant une maladie miasmatique comparable, par exemple à la petite vérole. Ainsi le professeur M. le Dr Renault, directeur de la clinique des variolés à Aubervilliers, a rapporté une foule de cas de cette nature, où des malades ont été atteints de la grippe à la forme maligne et ont été considérés comme étant menacés par la petite vérole et pour leur éviter la contagion, ils ont été isolés. Le même égarement a été produit dans les desquamations écailleuses et nous avons, en vérité, vu des cas où la grippe a pu être contestée et remplacée par une angine ou esquimancie assez aiguë, accompagnée de pustules écailleuses et qui ne différait d'elle que par sa durée et par quelques-uns de ses caractères très particuliers.

La fièvre catharrale apparaît avec l'éruption de la grippe ; la trachéite, les taches sporadiques de la gorge, tout cela entraîne le médecin à faire un diagnostic de la rougeole maligne au lieu de la grippe, surtout lorsqu'il s'agit des enfants chez lesquels la présence seule des taches rougeâtres conduit le médecin à un tel diagnostic. Dans certains cas où des douleurs musculaires articulaires se joignent à la fièvre et fatiguent les membres, on se figure qu'on est en face d'un rhumatisme aigu, alors que la grippe attaque les articulations. En 1833, Préau, Pétrequin et Bourgogne, montrèrent que les symptômes abdominaux de la grippe peuvent quelquefois assimiler le choléra.

Chez les enfants, la céphalalgie aiguë accompagnée de vomissements et de délire entraîne le médecin à établir le diagnostic de la méningite et il suffirait seulement qu'un examen plus attentif du pouls et une plus rigoureuse attention dans la température pour le mettre sur les véritables traces de la maladie. L'apparition de la grippe, sous la forme catarrhale, se confond fréquemment avec la broncho-bronchite commune, et ne se distingue d'elle que par les phénomènes généraux

plus ou moins aigus, par une toux persistante,
par l'absence des signes poitrinaires dans les organes respiratoires, enfin par une dyspnée excessive, complètement en désacord avec les modèles
de la bronchite. Nous avons vu plus haut, dans
un précédent chapitre, combien est variée la
symptomatologie de la grippe dans ses manifestations bronchitiques, pleurésiques, poumoniques ;
combien est, dans la grippe, dissimulée la pneumonie et combien celle-ci diffère lorsqu'elle se
manifeste elle-même dans sa forme clinique plus
où moins aiguë.

La forme gastro-entérite de la grippe peut être
expliquée comme étant commune ou comme un
trouble gastrique, différent d'elle à cause de sa
plus longue durée pour faire manifester l'inappétence et l'excessive humidité de la langue en même temps à cause de l'affaissement général des
forces. Dans les cas où la grippe gastrique se
présente, selon le Dr Potain, sous une forme aiguë, on peut la confondre avec la fièvre typhoïde
à cause des multitudes de symptômes comme la
céphalalgie, fièvre, lassitude, humectation de la
langue, anorexie et d'un côté diarrhée où bien
l'épistaxis et une augmentation de la rate ; elle
se distingue en cela de la fièvre typhoïde, par sa
marche progressive de la température, l'apaise-
ment de la température matinale, par le pouls qui
ne présente pas le dicrotisme, par l'absence de
taches lenticulaires rosées, comme du météoris-

me et des bruits des intestins, et de la souffrance par la pression sur la région iliaque,

Chez les enfants chez lesquels la symptomatologie de la fièvre typhoïde ne se manifeste jamais
d'une manière claire, le diagnostic de la grippe
devient alors extrêmement hésitant, ainsi que nous
l'avons parfaitement démontré à l'appui de nos
propres observations, qui suivent.

Observation expérimentale.

Une jeune fille de dix ans a été atteinte d'une
céphalalgie subite qui se développa progressivement avec une grande intensité, avec douleurs sur
la région du cou et suivies de vomissements. Plus
tard elle fut atteinte d'une diarrhée, et d'une épistaxis qui recommençait par intervalles successifs.

Point de toux, le ventre était ballonné et sur
la région illiaque doite on distinguait des gargouillements le volume de la rate disproportion-
né, la température s'élevait de 37°5 jusqu'à 40 et
après un adoucissement matinal s'abaissant d'un
demi-degré. Cet état de la femme malade a duré
environ trois jours et dans ce laps de temps la
langue humectait (1) aux bords rouges et par
conséquent impossible d'établir le diagnostic, à
cause de l'absence des taches lenticulaires rosées.

1. Voir *Revue de médecine*, février 1895.

Après trois jours survient subitement un arrêt dans la fièvre, la langue se nettoie lentement et l'appétit revient progressivement .

Le Dr Duflock a excellemment démontré les difficultés qu'on rencontre dans le diagnostic pratique de la grippe de celui de la fièvre typhoïde. Chez quelques malades, dit-il, la grippe a été précédée par des signes prodromiques réguliers : céphalalgie avec des nausées, diminution jour par jour de l'appétit, agitation dans le sommeil, par des rêvasseries, affaiblissement général, souvent même accompagné d'un peu de fièvre avec un ou plusieurs intervalles. Lorsqu'il s'agit de jeunes sujets chez lesquels on trouve la langue suburrale et des gargouillements dans la région illiaque avec diarrhée, alors, par la force des choses, le diagnostic devient douteux entre la grippe et la fièvre typhoïde ainsi qu'on peut le voir par l'exemple démonstratif suivant :

Exemple démonstratif.

Un jeune homme fut atteint, au service militaire de céphalalgie, de nausées, quelques vomissements, une courbature générale, et dans la nuit il était agité par de mauvais rêves. Pendant une quinzaine de jours le malade ne dit rien de son mal, et continuait son service militaire. Quand il a été libéré, il revenait à Paris lorsqu'en route il fut pris de la même céphalalgie mais avec plus de violence, il est saisi par des douleurs dans les reins et les jambes, courbature générale, affaiblissement des forces, fièvre et hémorrhagie nasale.

Le lendemain il entrait à l'hôpital, où je me trouvais en service ; sa peau était brûlante et un peu humide, la température s'élevait à 39°2, son visage était terrifiant, la langue complètement blanche et prise comme dans un étau par les extrémités des dents qui claquaient, de la céphalalgie avec quelques souffrances, de la diarrhée dont il était pris depuis déjà deux jours, des gargouillements dans la région illiaque droite et des douleurs à la moindre pression. Le dos était parsemé de boutons et absence complète de taches lenticulaires rosées. Le diagnostic était en balance entre la fièvre typhoïde et la grippe, lorsque deux jours après il s'est rétabli complètement...

En voici une autre observation où le diagnostic a été également difficile.

OBSERVATION

Une femme de chambre, d'origine allemande, âgée de 22 ans, fut atteinte brusquement, vers les 9 heures du soir, le 11 décembre, de souffrances très vives sur le ventre, avec grande difficulté de respirer et une excessive céphalalgie accompagnée d'un peu de délire. Le teint de son visage entièrement changé, la langue blanchâtre, le ventre d'une extrême sensibilité à la moindre pression sur toute son étendue, notamment à la partie de l'épigastre, le pouls dans toute son intensité avec une température de 38°6. Nous avons procédé à sa guérison (notre prof. se trouvant indisposé) au moyen des sinapismes appliqués aux extrémités du corps, et des potions calmantes ainsi que de l'antypirine. Le 17 (du même mois) ses règles réapparaissent, les jours suivants la malade reste couchée, les douleurs du ventre diminuent, mais l'anorexie persiste et le pouls continue à être le même, avec une température de 38° le matin et le soir.

Le 21 du même mois, cet état reste stationnaire avec un peu de toux, insommie et inapétence complète, et le ventre insensible à la pression. Nous avons cru M. le Dr Jeannopoulas et moi que nous nous trouvions en présence d'un cas de fièvre typhoïde, d'autant plus que la femme nous a raconté, qu'un mois auparavant, elle avait donné ses soins à un enfant en convalescence d'une fièvre typhoïde.

Mais ne voyant pas apparaître les taches lenticulaires rosées, et l'absence de la diarrhée nous ont fait sortir de suite de notre erreur. Le doute était en effet permis dans le commencement de la maladie, aujourd'hui nous pouvons déclarer, sans aucune hésitation, que la maladie en présence de laquelle nous nous trouvions était parfaitement la grippe, telle qu'elle paraissait dans les anciennes épidémies ; il suffirait d'ailleurs qu'on soumette à la comparaison les descriptions historiques que nous avons faites dans le premier chapitre, ainsi que la symptomatologie de la dernière épidémie pour qu'on puisse reconnaître, en toute évidence, que nous nous fûmes trouvé, encore cette fois là, devant la grippe même.

En ce qui concerne le rattachement de la grippe et de la fièvre Dengue, il est de beaucoup plus difficile d'éclairer la question, pour plusieurs motifs, et principalement parce que la fièvre Dengue est une maladie très mal connue, attendu qu'elle ne se connaît pas elle-même puisqu'elle se développe différemment suivant les épidémies et suivant les différents pays. Nous avons déjà, sur ce sujet, publié des articles très importants (1) dans lesquels nous avons montré que la fièvre Dengue se caractérise par une éruption brusque, par une fièvre intense avec des troubles gastriques, par une odeur fétide de l'haleine, et enfin par une éruption de taches ou vésicules qui tantôt s'approchent à l'éruption de la rougeole, tantôt à la desquamation de l'angine et toujours suivies d'une exfoliation pelliculeuse. Il ne faut pas moins ajouter que dans la fièvre Dengue la convalescence dure très longtemps.

1. Voir *Patris*, Bucharest 1892.

Certains médecins se sont efforcé de prouver que la fièvre Dengue et l'influenza sont une seule et même maladie. Et pour faire accepter leur opinion ils ont réunis, sans faire aucun cas des considérations si variées et des différents climats, les symptômes communs de ces deux maladies qui apparaissent au début, comme par exemple, l'affaissement des forces, la décoloration du teint du visage rosé, les éruptions occasionnelles observées antérieurement, l'aspect rougeâtre du larynx les douleurs catarrhales et une foule d'autres choses.

Malheureusement ces médecins oublient que la fièvre Dengue comprend d'autres symptômes qui n'existent que dans la grippe, comme suburrale de la langue, les douleurs aux genoux, les sueurs fétides, l'exfoliation pelliculeuse et de plus parce que les déplacements respiratoires ne se trouvent que dans la grippe seulement et manquent complètement dans la fièvre Dengue.

M. le professeur Tessier (1), et avec lui notre ami le Dr Devisse se sont chargés de découvrir la différence entre la fièvre Dengue et la grippe au moyen de leurs caractères épidémiques. La grippe, dit l'éminent pathologiste, le Dr Tessier, n'ayant pas pour ainsi dire une patrie ou si l'on veut une région territoriale propre, elle parcourt les espaces à la merci de tous les vents et par—

---

1. *Bulletin médical et Gazette des hôpitaux.*

fois elle se jette sur les villes des quatre coins de l'univers et elle n'y séjourne que pendant le temps nécessaire pour s'attaquer au plus grand nombre possible de la population de ces villes, et, ensuite, tout à coup, elle disparaît pour un laps de temps indéfini, quelquefois pour plusieurs années. Tandis que la fièvre Dengue procède d'une manière contraire ; celle-ci a sa zône territoriale propre avec ses foyers où elle s'étend à sa guise, et au lieu de disparaître comme le fait la grippe, au contraire, elle se forme et y trouve des éléments favorables pour son développement, des foyers dans lesquels elle y puise de nouvelles forces pour s'étendre ensuite, au-delà de ses limites.

Et malgré tout cela il existe déjà une contestation flagrante de son véritable rôle ; cette contestation ne prendra fin que le jour où la bactériologie résoudra la question.

CHAPITRE V

Nous consacrons ce chapitre pour faire le pronostic de la grippe. Nous aurons trois objectifs : le lieu où cette maladie se développe, la nature de la maladie, et le sujet qu'elle attaque.

En étudiant la grippe dans sa propre nature on reconnaît qu'elle constitue l'épidémie la plus bénigne, mais qu'elle peut devenir plus dangereuse, et plus effrayante que le choléra, à raison de ses accès périodiques, ainsi que la présentent ses différents déplacements, dans lesquels elle apparaît, dans lesquels la bronchite et l'inflammation des poumons sont plus graves, ainsi que la pneumonie dite de la grippe qui souvent entraîne la mort. En ce qui concerne le pronostic de la grippe afin de prendre en considération le déroulement de la maladie et sa marche, qui, tandis que dans les débuts elle se dissimule sous la forme bénigne d'une extrême légèreté, soudain à une cause d'un petit courant d'air très insignifiant, elle se transforme et devient maligne, elle se complique avec la pneumonie et souvent comme nous l'avons dit plus haut occasionne la mort.

Il ne faut donc pas que nous perdions de vue les étrangetés de la grippe et surtout ne jamais oublier les causes climatériques qui favorisent grandement son développement.

De même qu'une fleur des contrées du Nord transportée dans les contrées du Sud se fane et se flétrit entièrement, ainsi la grippe qui se trouve être une maladie du Nord possède, dans les climats froids, en Russie, à Londres, à Paris, etc..., sa vigueur néfaste et sa gravité. Transportée dans les pays du Sud, dans la zone des tropiques, par exemple, elle perd sa vigueur et sa force. Il y a cependant quelques exceptions, comme au Mexique où la grippe, dans ce climat relativement chaud, est aussi dangereuse que dans les climats froids. Les causes de cette exception doivent être recherchées d'abord dans la population chez laquelle règne l'anémie, ensuite dans l'emphysème provenant de l'élévation topographique de la contrée. De plus, il faut ajouter que la grippe est très dangereuse dans les pays marécageux et se transforme en se mêlant avec la malaria, cette fièvre qu'on rencontre souvent en Grèce et en Turquie.

Dans le commencement de ce chapitre, nous avons dit, que le pronostic de la grippe comprend également le sujet sur lequel elle s'attaque et de la constitution de celui-ci. Attendu que la maladie, en général, n'a aucune influence grave sur les adultes; au contraire, sur les enfants et sur les vieillards elle est toujours dangereuse sur les constitutions maladives, sur les phtisiques par exemple, sur les asthmatiques et en général sur tous ceux qui souffrent de maladies cardiaques. De sorte nous pouvons dire que le terrain fertile sur lequel l'influenza se cultive et se développe avec bonheur — contrairement aux autres maladies plus ou moins sérieuses et l'organisme fonctionnel de l'homme.

CHAPITRE VI

TRAITEMENT DE LA GRIPPE.

Les moyens qui ont été employés et qu'on emploie jusqu'aujourd'hui sont très nombreux et très variés.

Les anciens par exemple avaient pour habitude de procéder à la saignée.

Rien d'étrange en effet puisque la grippe a été, comme elle l'est encore, une maladie qui intéresse le sang. Mais d'après le D' Graves, la saignée est utile et d'un bon résultat dans les premiers jours de l'apparition de la maladie. Tout le contraire pour le reste de la période, de la durée de la maladie, la saignée est extrêmement dangereuse. Cela a été démontré pendant l'épidémie de la grippe à Rome en 1680, en employant comme traitement la saignée et il en est résulté une mortalité si considérable qu'on s'est aperçu, mais trop tard, des funestes conséquences de la saignée. En Russie, pendant les invasions des épidémies, en 1690, le tsar, par Ukaze impérial avait interdit le traitement de la grippe par la saignée.

La saignée alors était faite au moyen de sangsues appliquées sur le pharynx ou sur la poitrine. En Angleterre seulement on employait de
vieilles figues, de préférence, en pareil cas, des
sangsues. Aujourd'hui la saignée est complètement abolie. En tous cas le nombre de saignées
qui ont été opérées pendant l'épidémie de la
grippe de 1889-1890 sont comptées sur les doigts.
Tout le contraire, en toutes circonstances, on la
traite pas l'antipyrine à la dose de 2 grammes,
même quand elle a la forme névralgique comme
la fait le Dr Dujardin-Baumetz qui a indiqué la
préparation suivante :

Exalgine. . . . . . 2.50 grammes

Alcolat de menthe. . . 10 grammes

Eau de tilleul. . . . 1.20 id.

Sp. des fleurs d'orangers 30 id,

Le second moyen employé pour procéder au
traitement de la grippe a été les émétiques, ou
pour parler plus précisément, le tartre amoniaque
(tartre stibié). Mais le Dr Holshak a remarqué
que ce médicament occasionne, dans des propor-
tions plus ou moins grandes, un affaissement des
forces et il a fait usage de l'ipéka qui a la pro-
priété d'atténuer quelques symptômes, surtout
lorsqu'elle est additionnée de quelques gouttes
d'eau-de-vie.

On a même employé, dans les maladies en question, quelques purgatifs tels que l'aroméli dont
les propriétés thérapeutiques ont été grandement

réputées. Mais il a été parfaitement démontré que ces purgatifs n'ont produit aucun effet sur le tube digestif, qu'ils n'agissent que sur les voies respiratoires et par cela les symptômes qui se manifestent dans ces voies en sont démolis.

Un très grand usage a été également fait de kermès mais avec préjudice ; selon le docteur Potin, ce médicament n'a aucune énergie et par conséquent est incapable d'attaquer seul la grippe, sans le secours d'un autre. Cependant, nous nous consentons à en faire usage. Les médecins anglais et particulièrement les médecins Irlandais ont employé dans le traitement de cette maladie, la poudre de Douver qui jouit en Angleterre d'une considérable réputation.

Il ne faut jamais employer le Laberaud qui a une action funeste sur le cœur et paralyse les forces des malades.

Et cependant, malgré cet énorme amas de médicaments, on n'a pas encore commencé à guérir la grippe, sauf à atténuer ses symptômes très nombreux et variés et par conséquent on est obligé de recourir à des calmants contre le système nerveux, et l'usage de ces calmants a été fait, pour la première fois, en Angleterre, par des narcotiques, notamment les préparations d'opium qui jusqu'aujourd'hui y sont à l'ordre du jour. On y a encore fait usage des médicaments toniques ayant toujours pour base, dans leur préparation, l'ammoniaque et l'eau-de-vie ; et celui qui est le plus utilisé et dont les effets sont satisfaisants, c'est celui qu'on appelle en Anglais : Punch.

Quand le malade est sérieusement atteint on emploie une préparation qui a pour base le spiritueux, et qui est très usitée en France dans le traitement de ce genre de maladies et suivie d'effets également satisfaisants. Cette préperation est appelée : Vin chaud. Et le Dr Dechambre indique avec du vin chaud.

Mais comme dans les maladies morbides les médecins se consument à la recherche d'un médicament spécial ainsi dans la grippe ils ont recours à la quinine et dans les sels de celle-ci. Telle est, en résumé, la nomenclature des médicaments, en usage jusqu'aujourd'hui dans le traitement de l'Influenza, très différents les uns des autres et qui constituent, en vérité, un véritable chaos dans lequel le médecin égaré se trouve dans l'impossibilité d'en sortir.

Pour que nous puissions trouver, dans ce labyrinthe de médicaments, le fil d'Ariane et pour nous frayer un passage, il nous est indispensable de procéder par ordre, de nous enfermer dans l'examen pathogénique et diagnostique de la grippe, et diviser pour ainsi dire les médicaments regardant d'un côté les causes qui ont amené la maladie, et de l'autre côté l'affinité que présente la grippe avec les autres maladies. En procédant ainsi nous diviserons les médicaments en trois catégories :

1° Les médicaments intéressant les voies respiratoires dont la préparation a pour base le benzoate de soude ;

2° Ceux intéressant le système nerveux qui se divisent également en deux catégories :

a) Les médicaments toniques ayant pour base, dans leur préparation, l'eau-de-vie.

b) Les médicaments narcotiques ayant pour base, dans leur préparation, l'opium.

3° Les médicaments catarrhiques comprenant les purgatifs, les émétiques, les sudorifiques.

Nous faisons également usage des antiseptiques, la grippe étant, comme nous l'avons dit, une maladie miasmatique et contagieuse, parce que ses bacilles ou ses microbes se développent sous l'action des oxydes : nous sommes donc obligés de choisir entre les antiseptiques alcaliques à alcalin et le sous-nitrate de bismuth, donc l'action était heureuse à tous les points de vue.

Nous avons dit plus haut et nous répétons ici que les bacilles ou les microbes introduits dans l'organisme humain par le canal des voies respiratoires se transforment sous l'action du sang et se concentrent dans le centre du système nerveux et c'est pourquoi nous faisons usage de médicaments intéressant le système nerveux, tels que les spiritueux, s'il y a affaiblissement des forces ; et des médicaments préparés à l'opium, s'il y a prédominance de l'éréthisme nerveux. Il faut donc que les bacilles ou les microbes soient expulsés de l'organisme humain et c'est là la raison pour laquelle on use les purgatifs, et pour la même raison on utilise les sudorifiques qui ont de l'action sur la peau et sont plus nécessaires, tandis que, au contraire, l'emploi des émétiques, leur action, n'est pas toujours appréciable. En dehors de ses manifestations, la grippe, comme on le sait, présente des localisations épidermiques qui amènent des sueurs abondantes, qui diffèrent considérablement des sueurs appelées hygiéniques. Dans ce cas il faut indiquer le lavage fréquent avec de l'eau-de-vie pure.

Lorsque la grippe concentrée dans les voies respiratoires produit divers phénomènes tels que : des inflammations, des éruptions, des taches rouges sur la langue, il ne faut pas que nous montrions ce qui dans les autres circonstances est sans utilité, mais à leur place, employer les purgatifs et ceux qui intéressent le système nerveux.

En terminant ici la partie relative au traitement de la grippe, nous rapprochons les ordonnances suivantes que nous avons emprunté du *Formulaire* de M. Roux.

Faire priser au malade la poudre suivante (Vidal).

Racine de Belladone	1 gr.
Chlorhydrate de morphyne	0 gr. 10 cent.
Poudre de gomme arabique	11 gr.

Toucher la muqueuse laryngée avec :

Clhorhydrate de morphyne   0 gr. 20 cent.

Borax   1 gr.

Glycérine neutre   20 gr.

A l'état pyrique le Dr Huchard emploie :

Sulfate de quinine. . . . . $\Big\}$ â à 2 gr.
Extrait de quinquina. . . . .

Racine d'aconit 0 gr. 20 ou 10 pour 20 pilules prendre 3 p. 2 fois par jour lorsque les phénomènes nerveux commencent, trois fois par jour, à 8, 12 et 4 heures.

Bromhydrate de quinine 0 gr. 25 et aconite cristalisé un 1/4 milligr.

Quand les symptômes nerveux coexistent avec la température élevée :

Antipirine 2 ou 3 gr.

En deux ou trois fois par jour ou salol 5 gr. pour 10 cachets, 5 par jour.

Quand il y a des phénomènes inflammatoires et catharrhaux :

Poudre d'ipéca. . . . . . 1 gr 50 à 2 gr.

En trois fois à 10 minutes d'intervalle quand les accidents inflammatoires et catharrhaux prédominent du côté de la poitrine.

Poudre de Douver. . . . . . . $\Big\}$
Poudre de Scille . . . . â à 2 gr.
Sulfate de quinine. . . . . . .

Pour 20 cachets : prendre 4 à 5 par jour.

Dans le cas de vomissements et de douleurs épigastriques :

Eau gazeuse, lait glacé à l'eau de Vichy puis :

Bicarbonate de soude. . . . ⎫
Magnésie calcinée. . . . . ⎬ â à 0 gr. 30 c.
Salicylate de bismuth. . . ⎭

Pour un cachet. 3 à 5 par jour.

Lavements froids de préférence, quelquefois chauds, additionnés le matin d'une cuillerée à café de borate de soude, lavage de la bouche avec l'alicylate de soude 1 : 2000 et maintenir dans le nez de la pommade borriquée.

Pour la période de convalescence, M. Dieula-foy emploie la strychnine, la caféïne et le phosphore de zinc.

L'antipyrine, il faut l'employer comme médicament anti-douloureux et non autrement, nous partageons absolument les idées et les remarques de notre maître M. le professeur L. Landouzy, sur l'emploi de l'antipyrine et de la quinine dans le traitement de la grippe, remarques qui ont été publiées dans la *Presse Médicale* (1).

« L'antipyrine est un dépresseur du système nerveux ; elle abaisse la tension vasculaire, et produit facilement la vaso-dilatation périphérique ; elle détruit les globules rouges du sang chez les fébricitants ; l'antipyrine diminuant les oxydations organiques d'une part, faisant, d'autre part,

1. L. Landouzy : *l'épidémie d'influenza* : antipyrine et quinine, *in Presse médicale*, n° 10, page 57, 29 janvier 1898.

moindre la tension sanguine au niveau du rein, elle dessert quantitativement et quantitativement la sécrétion rénale, et qu'enfin elle abaisse le coefficient urotoxique !

« Les choses étant ainsi, continue l'éminent Professeur de la Faculté de Paris, nous ne nous étonnerons plus de constater, combien souvent chez les grippés asthériques, même non tarés, la médication par l'antipyrine s'est faite spoliatrice et pernicieuse au lieu de se faire secourable et réconfortante, comme elle l'avait été si nettement chez les grippés douloureux : chez les asthériques, les sueurs, l'hypotension vasculaire, l'insuffisance urinaire, la dépression du système nerveux, tout cela se trouve accru du fait de l'administration de l'antipyrine. Et la preuve en est de cette action, c'est qu'il suffit de donner un traitement qui prenne le contrepied de la médication par l'analgésine : pour voir la physionomie du malade et l'allure de la grippe, changer complètement d'aspect.

La morale de tout ceci, est que l'antipyrine ne doit pas être considérée comme un médicament spécialement et toujours indiqué dans l'influenza, mais comme un médicament pouvant être approprié à certaines modalités symptômatiques se présentant chez les grippés algiques.

Encore devra-t-on se souvenir, que le soulagement aux douleurs de la grippe, ne doit être demandé à l'antipyrine qu'autant que le grippé ne perdra pas, par d'autres côtés, plus qu'il n'aura gagné de celui-là.

Quels véritables services en effet, rendrait-on aux grippés, si sous prétexte, de les débarrasser de leurs douleurs, on n'entreprenait rien contre l'ensemble des troubles organiques fonctionnels engendrés par la grippe? Est-ce qu'on n'eût pas été mieux inspirés en relevant l'état des forces des malades asthériques; et la médication stimulante, n'était-elle pas mieux indiquée par toutes les défaillances fonctionnels dont témoignent la faiblesse du pouls, le peu de réaction du malade, certaines tendances aux congestions passives autant que l'insuffisance urinaire?

La véritable, la pressante médication à saisir chez les malades asthéniques est dans l'état de leurs forces qui demandent à être relevées. Le péril c'est l'asthénie ; l'écueil, c'est le peu de réaction et le peu de défense de la grippe. Aussi la médication stimulante, la médication réconfortante, doivent-elles prendre le pas sur toutes les autres ; aussi les stimulants, les excitants, diffusibles, les toniques (potion de Todd, café, quinine, sérothérapie artificielle, etc.), feront-ils la base des entreprises thérapeutiques.

J'estime que l'antipyrine ne doit pas, dans le traitement des grippés, détrôner les sels de quinine, mais savoir marcher derrière et à côté d'eux pour les aider au besoin. Les sels de quinine, bien choisis et bien ordonnancés, non seulement soula-

gent nombre de grippés douloureux, mais encore
réconfortent, relèvent, et stimulent au mieux les
grippés asthéniques.

Pour conclure, s'il fallait à propos des grippés,
établir le bilan de la quinine, et celui de l'antipyrine, je conseillerai de faire de la quinine une
médication de choix, de l'antipyrine une médication de nécessité ».

En terminant, disons avec M. Bourges que la
grippe ne guérit qu'au coin du feu.

TABLE DES MATIÈRES

Imprimerie des Écoles, H. JOUVE, 15, rue Racine, Paris.